DE LA MORTALITÉ

DES

ENFANTS DU PREMIER AGE

DANS LE DÉPARTEMENT DE VAUCLUSE

PAR

Fortuné BEC

DOCTEUR EN MÉDECINE

EX-INTERNE DES HOPITAUX D'AVIGNON (CONCOURS 5-6 OCTOBRE 1898

MONTPELLIER
IMPRIMERIE GUSTAVE FIRMIN ET MONTANE
Rue Ferdinand-Fabre et Quai du Verdanson
1901

DE LA MORTALITÉ

DES

ENFANTS DU PREMIER AGE

DANS LE DÉPARTEMENT DE VAUCLUSE

PAR

Fortuné BEC

DOCTEUR EN MÉDECINE

EX-INTERNE DES HOPITAUX D'AVIGNON (CONCOURS 5-6 OCTOBRE 1898

MONTPELLIER

IMPRIMERIE GUSTAVE FIRMIN ET MONTANE

Rue Ferdinand-Fabre et Quai du Verdanson

1901

A MON PÈRE, A MA MÈRE

Témoignage de reconnaissance et d'affection.

A MES SŒURS

A MON FRÈRE

A TOUS LES MIENS

A TOUS MES AMIS

F. BEC.

A MON PRÉSIDENT DE THÈSE

M. LE PROFESSEUR H. TRUC

A TOUS MES MAITRES

DE LA FACULTÉ DE MÉDECINE DE MONTPELLIER

A TOUS MES MAITRES

DES HÔPITAUX D'AVIGNON

A MES CAMARADES D'INTERNAT

F. BEC.

L'usage veut, qu'arrivé à la période où nous nous trouvons actuellement, l'étudiant de la veille, le docteur de demain jette un regard sur les années écoulées, et, comme pour mieux affronter les épreuves futures, mesure d'un coup d'œil le chemin parcouru. C'est à cette heure que l'on éprouve le besoin de compter les sympathies et les encouragements que l'on a rencontrés et d'en exprimer à qui de droit, gratitude et reconnaissance.

Le choix d'une carrière, la persévérance dans la voie entreprise sont, dans ces temps de crise, où la lutte pour la vie devient de plus en plus ardente, choses délicates et difficiles. Merci à ceux qui surent, sans craindre d'engager leur responsabilité, orienter notre existence vers la carrière médicale où nous nous sentions déjà poussé par un penchant naturel.

Le mérite en revient pour une grande part à celui à qui nous devons, et la piété du fils, et la reconnaissance de l'élève. Dans son rude labeur de médecin, dans nos régions montagneuses des Alpes, il faisait preuve de tant de dévoûment et de science, que notre vœu le plus cher fut, dès lors, de suivre dans la carrière médicale, la trace qu'il nous marquait. Son concours ne nous a pas fait défaut un instant dans nos années d'études ; cet essai que nous avons l'honneur de présenter à la Faculté qui le compta comme élève, est, en bien des endroits, l'œuvre de sa collaboration et nous sommes assurés que demain, dans la pratique professionnelle, il ne nous ménagera ni ses conseils ni son aide.

C'est au corps médical de la ville d'Avignon que nous voulons adresser ensuite le tribut de nos hommages. Aînés et jeunes ont bien voulu faire preuve, à notre égard, des sentiments d'une vraie comfraternité. Mais il en est qui ont plus spécialement droit à notre reconnaissance : ce sont nos maîtres de l'Hôpital Sainte-Marthe, à Avignon ; le regretté docteur Taulier ; M. le docteur Cassin qui a si obligeamment mis à notre disposition son laboratoire et nous a guidé dans quelques études micrographiques, avec tout le dévoûment et le talent que l'on sait. M. le docteur Pamard dont nous aurons dans le courant de cette thèse à rappeler les mérites et les travaux ; M. le docteur Blanc, qui a toujours été pour nous un chef de service aux conseils éclairés et sûrs.

M. le docteur Durbesson qui nous a donné maintes preuves de son amitié et de sa confiance ; M. le docteur Carre dont nous avons pu apprécier l'amabilité et la cordialité; MM. les docteurs Lugan et Vincenti, dont nous sommes fier d'avoir été le collaborateur dans les services de médecine ; M. le docteur Goüell, médecin principal de l'armée, MM. les docteurs Clément et Brunswick ont bien droit ici à l'expression de notre gratitude.

Nous n'aurons garde d'oublier nos collègues de l'internal, ces camarades de toutes les heures, ces confidents de nos joies et de nos peines pendant les trois ans de notre vie commune.

Nous tenons aussi à rappeler les excellents rapports que

nous avons eus avec l'administration de l'hôpital Sainte-Marthe et le personnel de cet établissement.

Et maintenant, au moment de demander à la Faculté de médecine de Montpellier la consécration de nos efforts et de nos travaux, nous avons le devoir de dire combien nous nous félicitons d'avoir fait sous sa direction nos études médicales. Chacun de nos maîtres mérite une égale part de nos remerciements. Que M. le professeur Truc, qui a bien voulu accepter la présidence de notre thèse, veuille agréer l'expression d'une reconnaissance à laquelle il a plus spécialement droit!

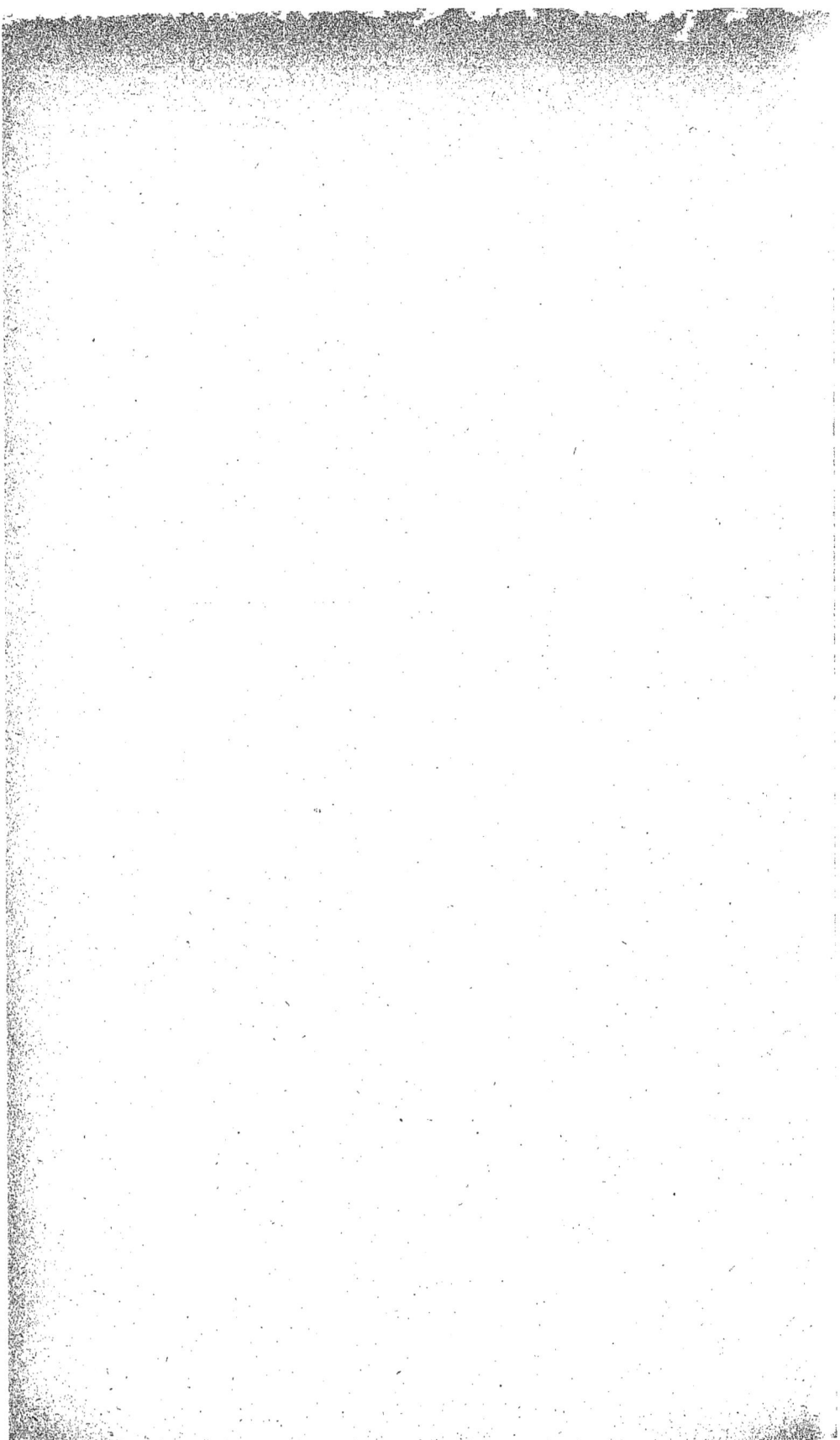

DE LA MORTALITÉ

DES

ENFANTS DU PREMIER AGE

DANS LE DÉPARTEMENT DE VAUCLUSE

INTRODUCTION

M. le Professeur Brouardel, parlant de la loi Roussel, après avoir rappelé le cri d'alarme poussé depuis longtemps déjà : « Il meurt en France tous les ans 120.000 enfants de trop » ajoutait :

« Nous sommes en présence d'un péril patriotique. La France arrive la dernière sur la liste au point de vue de la natalité. En 1780, la population de la France représentait le tiers de la population totale des peuples civilisés. Aujourd'hui, elle ne compte plus que pour le cinquième. Dans cinquante ans, si les lois d'accroissement de nos voisins et les nôtres ne se modifient pas, elle ne sera plus que le quinzième.

« Il s'agit pour nous, non pas d'envahir, mais de vivre comme peuple, de ne pas laisser périr notre passé de gloire intellectuelle, les idées généreuses qui représentent notre tradition nationale. *Si nous ne savons plus faire d'enfants, au moins faisons vivre ceux qui naissent.* »

.. ..Les Sociétés savantes, les pouvoirs publics, ont déployé depuis plus de vingt ans le zèle le plus louable pour atténuer la mortalité qui frappe le premier âge. L'attention des familles a été appelée sur les dangers que fait courir aux nourrissons une alimentation défectueuse; des lois protectrices sont venues prendre la défense de l'enfant.

Tous ces efforts réunis n'ont pas été sans résultats. Pour ne considérer que le département de Vaucluse, nous remarquons dans les statistiques qui font suite que la mortalité annuelle des enfants de un jour à un an de 1885 à 1892 inclus, est de 955 décès en moyenne, avec une moyenne annuelle de 4741 naissances, tandis que de 1893 à 1900 inclus, avec une moyenne annuelle de 4605 naissances, la mortalité moyenne annuelle des enfants de l'âge indiqué tombe à 767.

Nous aurons à revenir sur les causes qui ont pu déterminer une diminution si sensible dans la mortalité infantile (20.14 0/0 dans la première période, 16.64 0/0 dans la seconde). Pour le moment, nous nous contentons de ces constatations qui sont un précieux encouragement dans une voie que la France s'est décidée à suivre un peu tardivement, espérant dans ce modeste essai, apporter notre concours à cette œuvre à la fois patriotique et humanitaire.

Nous constaterons en même temps que les efforts tentés, les résultats obtenus, et cela dans des tableaux statistiques, complétés par des tracés graphiques qui en rendent l'étude moins fastidieuse, et nous signalerons ensuite les progrès qui restent à faire, les mesures à prendre pour obtenir un état de choses encore plus satisfaisant, mesures qui peuvent varier suivant les régions.

Un premier chapitre fait connaître quelle a été la mortalité infantile dans le département de Vaucluse en général et dans chaque commune en particulier.

Dans un second chapitre, seront exposés les résultats de l'application de la loi Roussel au point de vue de la mortalité frappant les enfants placés en nourrice ou en garde hors du domicile de leurs parents. Un tableau, extrait de documents officiels relatifs à la statistique de l'année 1897, permettra d'établir un rapprochement entre la mortalité infantile propre au département de Vaucluse et celle des autres départements. Nous traiterons de même ensuite de la mortalité des enfants assistés de toute catégorie (nourissons de l'Assistance publique, enfants secourus temporairement).

Dans un troisième chapitre, nous rechercherons ce qui peut être fait pour améliorer encore les conditions générales de l'allaitement dans le département de Vaucluse, et de plus, nous appellerons l'attention sur les mesures d'ordre administratif (Sanatoriums d'altitude) adoptées ces temps derniers ou à prendre par la suite pour restreindre d'une manière plus sensible encore que par le passé la mortalité infantile.

CHAPITRE PREMIER

Dans un travail récompensé par l'Institut, un de nos maîtres de l'hôpital d'Avignon, M. le Docteur Pamard, membre correspondant de l'Académie de Médecine, exposait que, dans l'arrondissement d'Avignon pendant une période de cinq ans (1873-1877), sur 3 340 décès de 0 à 5 ans, il y en a eu 656 en août, 591 en juillet (1.247 pour ces deux mois) 341 en septembre et 290 en juin. Dans ces quatre mois il y a 1.878 décès, tandis que il n'y en a que 1.462 pour les huit autres mois.

Le même travail, fait pour la période quinquennale suivante, permettait de constater que sur 3.123 décès de 0 à 5 ans, 497 s'étaient produits en août, 492 en juillet (989 pour les deux mois) 327 en septembre et 266 en juin : d'où 1.582 décès pour les quatre mois chauds et de 1.541 pour les huit autres. Si pendant cette seconde période quinquennale la mortalité a été moindre pendant les mois de juillet et d'août, cela tient à ce qu'ils ont été moins chauds ainsi que le démontrait la courbe des températures.

De son côté, le regretté docteur Monier (d'Avignon), dans une étude sur la mortalité infantile ne portant que sur les enfants de cette ville et de sa banlieue, a embrassé une période de quarante années de 1853 à 1892 inclus. Le nombre total des enfants de 0 à 5 ans décédés pendant les mois de juin, juillet, août et septembre a été, pendant cette période de quarante années, de 6.667, soit une moyenne annuelle de 166 pour les quatre mois susdits et de 42 par mois : pendant ces huit autres mois de cette même période de quarante années, il en est mort 5.743, soit une moyenne de 18 par mois.

Afin d'apprécier l'aggravation ou la diminution de la mortalité infantile à Avignon, M. Monier a divisé en quatre périodes de 10 ans les 6.667 décès infantiles survenus pendant les quatre mois de l'année où la température est la plus élevée et il a obtenu les chiffres suivants :

2.058	décès de	1853 à 1862	soit une	moyenne estivale de	205
1.866	—	1863 à 1872	—	—	186
1.410	—	1873 à 1882	—	—	141
1.333	—	1883 à 1892	—	—	133

M. Monier, comme M. Pamard du reste, se demande s'il y a lieu d'attribuer cette diminution dans la mortalité proportionnelle des enfants aux progrès de l'hygiène, aux mesures d'assistance prises en faveur des familles nécessiteuses, ou bien si l'on doit, dans un ordre d'idées moins consolant, admettre que la diminution de la natalité a pu, dans une certaine mesure, contribuer à l'amoindrissement du chiffre de la mortalité infantile.

Nous avons relevé à notre tour dans les états récapitulatifs annuels de la population pour le département de Vaucluse, la mortalité mensuelle des enfants âgés de un jour à un an pendant le cours des treize dernières années. Il sera facile de s'assurer que les indications recueillies de ce chef et ayant fourni les éléments des tableaux qui suivent, concordent bien avec les observations des deux médecins dont nous venons de résumer les travaux.

M. Liquier, directeur de l'Ecole Normale d'Avignon, qui fait prendre avec soin les observations météorologiques les plus complètes a bien voulu se charger d'inscrire, en regard de la mortalité mensuelle totale, les moyennes mensuelles de la température et de l'état hygrométrique pendant le cours des treize années susdites.

D'autre part, c'est grâce à l'obligeance de M. Dumas, chef de division à la Préfecture, que nous avons pu nous procurer les documents officiels nous permettant de noter année par année, la mortalité infantile propre à chaque mois.

Tableaux.

Mortalité mensuelle des enfants âgés de un jour à un an, dans le département de Vaucluse pendant le cours des treize dernières années

ANNÉES	JANVIER Pop. urbaine	JANVIER Pop. rurale	JANVIER total	FÉVRIER Pop. urbaine	FÉVRIER Pop. rurale	FÉVRIER total	MARS Pop. urbaine	MARS Pop. rurale	MARS total	AVRIL Pop. urbaine	AVRIL Pop. rurale	AVRIL total	MAI Pop. urbaine	MAI Pop. rurale	MAI total	JUIN Pop. urbaine	JUIN Pop. rurale	JUIN total
1888	23	33	56	28	38	66	27	35	62	28	25	53	38	34	72	39	28	67
1889	33	38	71	28	41	69	33	44	77	30	40	70	31	40	71	31	46	77
1890	27	31	58	33	29	62	38	26	64	33	21	54	25	32	57	27	35	62
1891	34	32	66	30	24	54	39	30	69	32	32	64	28	31	59	37	22	59
1892	33	38	71	25	34	59	30	23	53	28	36	64	34	38	72	51	40	91
1893	23	36	59	30	40	70	32	52	84	29	22	51	30	31	61	52	31	83
1894	37	43	80	34	50	84	25	31	56	24	27	51	22	35	57	48	41	89
1895	54	36	90	40	42	82	35	43	78	31	33	64	18	31	49	30	30	60
1896	27	27	54	30	17	47	42	28	70	32	27	59	23	43	66	36	39	75
1897	23	21	44	15	26	41	23	27	50	7	24	31	26	27	53	55	39	94
1898	23	16	39	24	22	46	35	23	58	27	31	58	16	32	48	32	34	66
1899	17	18	35	15	16	31	22	28	50	27	21	48	32	30	62	46	36	82
1900	36	27	63	17	19	36	35	22	57	27	39	66	32	16	48	33	20	53
Totaux..	390	396	786	349	398	747	416	412	828	355	378	733	355	420	775	517	441	958

ANNÉES	JUILLET Pop. urbaine	JUILLET Pop. rurale	JUILLET total	AOUT Pop. urbaine	AOUT Pop. rurale	AOUT total	SEPTEMBRE Pop. urbaine	SEPTEMBRE Pop. rurale	SEPTEMBRE total	OCTOBRE Pop. urbaine	OCTOBRE Pop. rurale	OCTOBRE total	NOVEMBRE Pop. urbaine	NOVEMBRE Pop. rurale	NOVEMBRE total	DÉCEMBRE Pop. urbaine	DÉCEMBRE Pop. rurale	DÉCEMBRE total
1888	51	38	89	62	50	112	59	63	122	41	47	88	33	29	62	25	31	56
1889	56	47	108	70	31	121	62	59	121	34	49	83	30	38	68	38	34	72
1890	60	50	110	77	56	133	49	47	96	25	30	55	19	27	46	32	34	66
1891	70	39	109	61	48	109	77	54	131	32	36	68	33	23	56	17	29	46
1892	79	69	148	52	46	98	38	35	73	34	33	67	17	26	43	22	18	40
1893	61	67	128	57	43	100	30	35	65	20	22	42	22	20	42	23	24	47
1894	93	58	151	37	61	98	47	45	92	28	23	51	26	18	44	28	19	47
1895	50	44	94	62	46	108	37	59	96	36	46	82	13	9	22	19	22	41
1896	74	58	132	51	39	90	28	32	60	34	26	60	24	18	42	18	16	34
1897	71	89	160	39	40	79	30	30	60	21	19	40	16	13	29	16	21	37
1898	33	55	88	57	41	98	48	36	84	28	25	53	23	15	38	21	10	31
1899	57	32	89	66	36	102	32	33	65	14	12	26	13	22	35	22	18	40
1900	63	34	97	36	27	63	24	24	48	32	28	60	15	22	37	22	16	38
Totaux..	818	680	1408	727	584	1311	561	552	1113	379	396	775	284	280	564	303	292	595

ANNÉES	TOTAUX Pop. urbaine	TOTAUX Pop. rurale	TOTAUX total	Nombre de naissances	Rapport du nombre des décès comparé avec le chiffre des naissances
1888	454	451	905	4910	18.43 °/o
1889	476	527	1003	4742	20.01 »
1890	445	418	863	4501	19.32 »
1891	490	401	891	4559	19.54 »
1892	443	436	879	4605	19.00 »
1893	419	428	832	4644	17.91 »
1894	449	451	900	4687	19.20 »
1895	425	441	866	4504	19.22 »
1896	419	370	789	4788	16.47 »
1897	342	375	717	4673	15.34 »
1898	367	340	707	4527	15.61 »
1899	363	302	665	4517	14.72 »
1900	372	294	666	4500	14.80 »
Totaux..	5454	5229	10683	60157	17.60 »

Mortalité mensuelle des enfants âgés de un jour à un an, dans le département de Vaucluse, pendant le cours des treize dernières années. Moyennes des observations météorologiques.

MOIS	MORTALITÉ INFANTILE			OBSERVATIONS MÉTÉOROLOGIQUES		
	Urbaine	Rurale	Totale	Thermomètre minima sous l'abri. Moyenne de chaque mois	Thermomètre maxima sous l'abri. Moyenne de chaque mois	Moyenne de l'état hygrométrique (4 observations par jour)
Janvier . . .	390	396	786	0,9	9,4	78,6
Février . . .	349	398	747	2	13	70,1
Mars.	416	412	828	3,7	15,3	65,5
Avril	355	378	733	6,6	21,7	69
Mai	355	420	775	10,3	24,1	69
Juin.	517	441	958	14,6	28,8	63,9
Juillet. . . .	818	680	1498	16	30,9	61,7
Août.	727	584	1311	14,7	29,9	63,8
Septembre .	561	552	1113	12,7	26,3	71,8
Octobre. . .	379	396	775	8,2	20,6	75,1
Novembre. .	284	280	564	4,8	14,8	78,8
Décembre. .	303	292	595	0,9	10,2	75,4
TOTAUX. .	5454	5229	10683			

Tableau Graphique de la mortalité mensuelle des Enfants âgés de 1 Jour à 1 an dans le département de Vaucluse pendant le cours des treize dernières années

Mortalité générale infantile. — Population urbaine — Population rurale

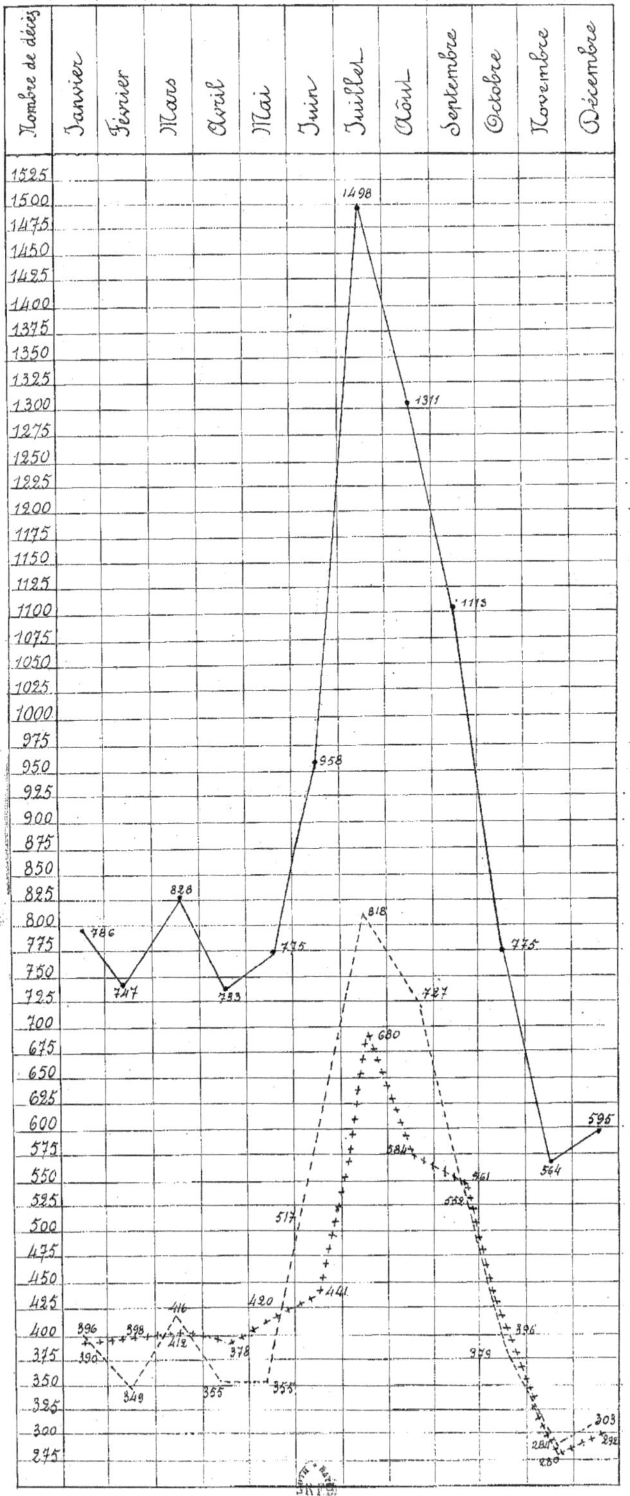

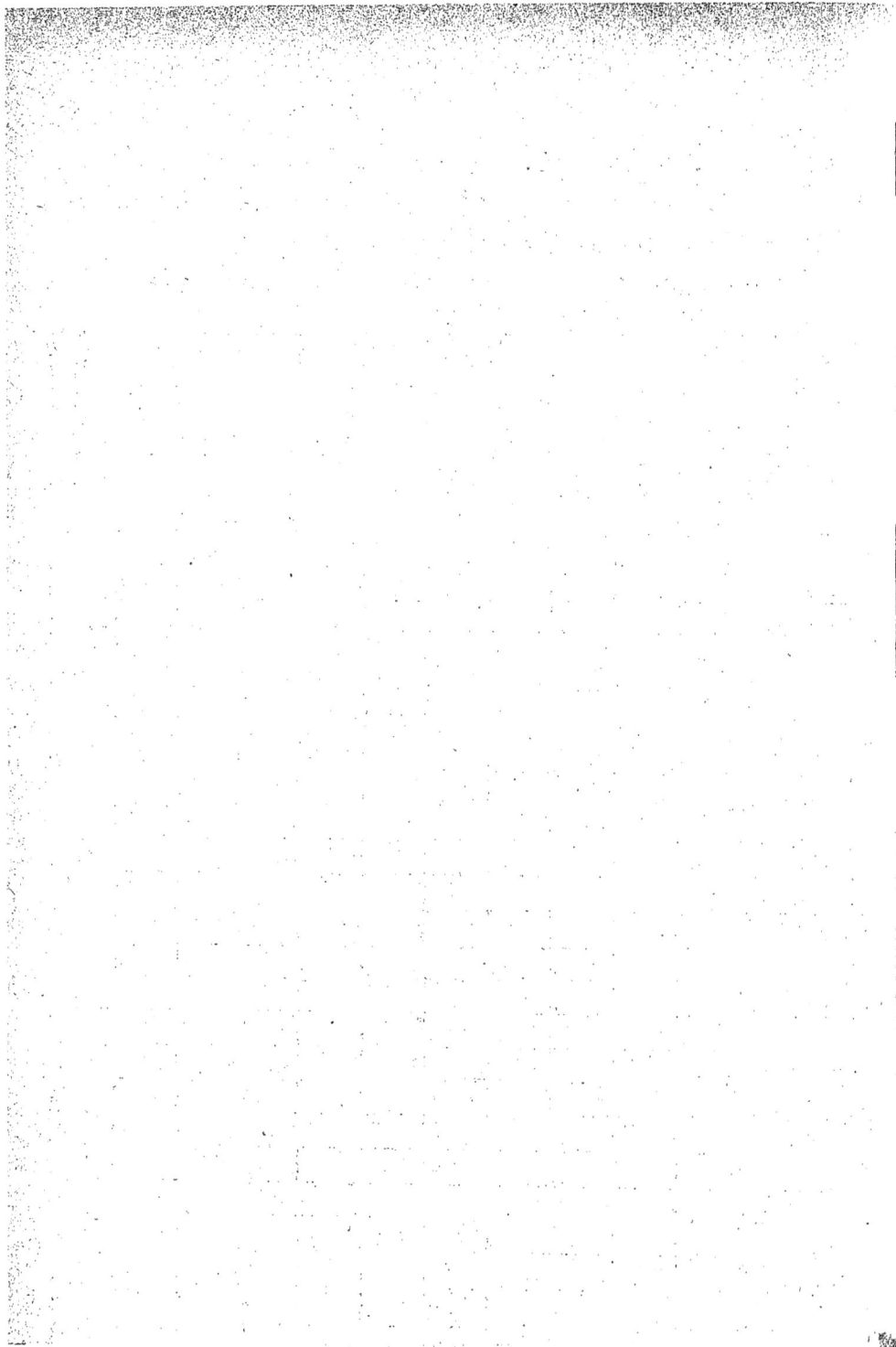

Une étude attentive de ces trois tableaux présentant sous des formes diverses les mêmes données statistiques, nous suggère les réflexions suivantes :

1° *Rapports de la mortalité infantile avec les phénomènes météorologiques.* — M. Pamard, en rapprochant année par année les chiffres des décès des observations thermométriques et hygrométriques, est arrivé aux conclusions suivantes :

A. — Toute élévation de la température pendant l'été amène une élévation du chiffre de la mortalité des sujets au dessous de cinq ans. — Tout abaissement de la température pendant l'hiver produit un accroissement du nombre des décès des sujets au dessus de cinq ans.

B. — Plus l'état hygrométrique est élevé pendant l'hiver et plus les chiffres de mortalité sont considérables : le contraire se produit en été. — Quand l'été est sec, la mortalité des sujets au dessus de cinq ans augmente : le contraire se montre dans les étés humides. Au printemps l'humidité accroît la mortalité des sujets de zéro à cinq ans.

Notre étude ne porte pour le moment que sur les sujets de 1 jour à un an : Lorsqu'il sera question par la suite de la mortalité propre à chaque commune du département de Vaucluse ainsi que de la mortalité des enfants soumis à la surveillance de la loi Roussel, notre travail englobera tous les enfants âgés de un jour à 2 ans.

Cela dit, si l'on additionne le nombre des décès survenus en Juin, Juillet, Août et Septembre, pendant cette période de treize ans, on obtient le total de 4880 décès, soit une moyenne annuelle de 375 décès pour les quatre mois susdits. Pendant les huit autres mois de cette même période de treize ans, le nombre de décès a été de 5803, soit une moyenne de 56 par mois. En comparant la mortalité infantile des quatre mois de Juin, Juillet, Août et Septembre, on constate que la supériorité appartient à Juillet 6 fois sur 13, à Août 4 fois, à Septembre 2 fois, à Août et Septembre ex- œquo 1 fois.

Le tableau graphique indique une ascension brusque de la ligne représentant la mortalité générale infantile, ascension commençant pendant le cours du mois de Juin pour s'accentuer pendant le mois de Juillet, et atteindre alors son apogée. Tandis que de Mai à Juin le nombre de décès d'enfants de 1 jour à 1 an, pendant le cours des treize dernières années, s'élève de 775 à 958, soit une différence de 183 décès en plus, de Juin à Juillet le nombre des enfants qui ont succombé s'élève de 958 à 1498, soit une différence de 540 décès en plus.

Le mois de Juillet dans cette partie de notre statistique conserve le triste privilège de présenter le chiffre le plus élevé de décès, de même qu'on note pour ce mois la moyenne la plus élevée de la température, soit minima, soit maxima, et la moyenne la plus basse de l'état hygrométrique, ce qui concorde avec les propositions énoncées tout à l'heure.

Il y a eu une légère aggravation de la mortalité en Mars, coïncidant probablement avec les maladies printanières.

C'est pendant les mois de novembre et de décembre que le nombre des décès enregistrés a été le moins considérable.

La mortalité infantile a suivi une marche à peu près parallèle, qu'il s'agisse de la population urbaine ou de la population rurale. Toutefois comme on aurait pu s'y attendre, la ligne d'ascension des décès relative à la population des villes, est notablement supérieure à celles des campagnes pendant la période estivale, tandis que pendant la saison rigoureuse, la mortalité, frappant les enfants de la campagne, serait un peu plus élevée.

2° Comme l'avaient déjà constaté les deux médecins d'Avignon cités au cours de ce travail, *la mortalité infantile dans le département de Vaucluse, est en voie de décroissance sensible.* En comparant le nombre des décès avec le chiffre des naissances (voir la dernière colonne du tableau A) on remarque avec satisfaction que ce rapport qui était en 1888 de 18,43 0[0, en 1889 de 20,91 0[0, tombe en 1899 et en 1900 à 14,72 — 14,80 0[0.

La différence dans les années antérieures à celles qui figurent sur ce tableau, était même plus considérable encore, puisqu'il a été permis de constater en 1874, une mortalité des enfants de un jour à un an de 23,72 0[0 et même de 25,24 0[0 en 1868.

Les causes de cette diminution de la mortalité infantile sont multiples. Il convient de noter en première ligne les progrès réalisés dans l'hygiène publique et l'hygiène privée (fontaines publiques alimentées d'eau de source saine et abondante, meilleure tenue des rues et des places publiques, logements rendus plus salubres par une aération mieux comprise). La surveillance administrative sur les nourrissons, instituée par la loi du 23 décembre 1874, a permis aux médecins-inspecteurs de répandre dans le public les règles qui doivent présider à l'allaitement ; les enfants qui ont eu la bonne fortune d'être élevés au sein par leur mère, ont bénéficié, certainement, des conseils donnés par ces praticiens dans leurs visites mensuelles. C'est ainsi qu'on est parvenu à faire disparaître, d'une manière à peu près complète, l'usage du biberon à tube, ce nid à microbes si difficile à aseptiser. L'attention des mères de famille a été appelée sur les dangers d'une alimentation prématurée, sur les inconvénients accompagnant l'usage de ces bouillies indigestes qui ont fait tant de victimes.

La culture de la garance dans Vaucluse a été remplacée par l'industrie maraîchère et la création de nombreuses et vastes prairies. Le lait est plus abondant et moins cher ; l'allaitement mixte a remplacé l'alimentation prématurée, lorsque l'allaitement exclusif au sein n'est pas possible.

La loi Roussel a encore eu un résultat, celui d'obliger les mauvaises nourrices, les *nourrices sèches* à ne plus offrir leurs services. Les certificats qu'on exige d'elles, les visites ultérieures du médecin auxquelles elles sont soumises, sont autant de circonstances qui contrebalançent leur amour exagéré du lucre et leur font renoncer d'elles-mêmes à tirer profit d'un lait disparu ou à la veille de l'être. Le nombre des nourrices a diminué, nous verrons par la suite qu'il est réduit actuellement à la moitié de ce qu'il était au moment de la première application de la loi Roussel, mais le mal n'est pas grand, si l'on a gagné en qualité ce que l'on a perdu au point de vue numérique.

« Le nombre des placements en nourrice diminue, disait le docteur Ferry de la Bellonne, dans son rapport annuel de 1894, mais les placements sont meilleurs, les enfants mieux tenus et la mortalité infantile en diminution. »

La facilité offerte aujourd'hui aux familles, de se procurer dans des conditions relativement peu onéreuses, une nourrice, parmi les femmes italiennes qui font invasion sur notre littoral méditerranéen, n'est pas sans effet sur la diminution de la mortalité des jeunes enfants. Ces femmes étrangères (des Lucquoises, le plus souvent) sont moins exigeantes que les nourrices de nos contrées : elles se résignent plus facilement à vivre loin de leur famille et sont, en général, douées d'une santé robuste. Prenant place au foyer domestique et donnant le sein aux enfants sous la surveillance immédiate des parents, elles présentent plus de garanties.

Il est regrettable que l'on soit contraint de considérer comme une des causes de la diminution survenue dans la mortalité infantile, l'amoindrissement de plus en plus prononcé de la natalité : on a moins d'enfants et on les soigne mieux. Le nombre des naissances qui était encore de 7.132 en 1866, de 7.254 en 1867, de 7.326 en 1872, est tombé à 6.487 en 1874, à 5.805 en 1877, à 4.917 en 1885. Par l'examen du tableau A, on peut s'assurer que ce nombre est toujours allé en diminuant depuis 1888, pour ne plus être que de 4.500 en 1900.

L'excédent des décès de tout âge sur les naissances, a été de 1.145 en 1900, dans le département de Vaucluse.

D'après un rapport, inséré au *journal officiel* du 2 décembre de la présente année, la balance des naissances et des décès, se solde dans la France entière par un excédent de 25.988 décès, alors que l'année précédente avait fourni un excédent de 31.394 naissances. Ce résultat est dû, tant à une diminution de la natalité qu'à un accroissement de la mortalité. Il y a eu en 1900, 20.330 naissances de moins qu'en 1899 et 37.052 décès de plus.

En raison de l'influence manifeste des chaleurs estivales sur la mortalité des jeunes sujets, nous avions lieu de croire que ce seraient les localités qui, par leur situation topographique sont le plus exposées aux rayons solaires, dont la dîme mortuaire, en ce qui concerne les enfants du premier âge, serait le plus élevé. Mais le problème est plus complexe. En sus des maladies saisonnières, il y a lieu de tenir compte des épidémies, des conditions hygiéniques locales et surtout du développement plus ou moins grand de l'industrie nourricière qui peut apporter dans la localité un élément étranger grossissant les chances de mortalité infantile. C'est ainsi que nous verrons la commune d'Orange ne donner qu'une moyenne de mortalité d'enfants de un jour à un an de 14,26 0[0 ; la commune d'Avignon pour le même âge, ne donner qu'une mortalité de 15,62 0[0, alors que la moyenne de la mortalité globale de toutes les communes composant le canton montagneux de Sault, par exemple, s'élèverait à 18,69 0[0, celle des communes du canton de Mormoiron à 25,99 0[0.

Nous avons voulu donner un aperçu général de la mortalité infantile dans le département de Vaucluse, se rapprochant le plus possible de la vérité. Pour cela, aprés avoir exposé le nombre de décès survenus dans chaque commune pendant la période décennale 1891-1900, soit parmi les enfants âgés de 1 jour à 1 an, soit parmi les enfants âgés de 1 à 2 ans, nous grouperons dans un tableau tous les renseignements fournis par cette statistique de manière à établir, par voie de synthèse, un état comparatif entre les divers cantons composant le département de Vaucluse. Sur ce tableau, en regard de chaque canton étagé d'après sa classification dans le pourcentage de la mortalité infantile, seront annotés : 1° la moyenne des altitudes des communes du canton, 2° le chiffre de la population du canton, 3° le nombre des naissances, 4° le nombre de décès d'enfants de 1 jour à 1 an, 5° le nombre des décès d'enfants de 1 à 2 ans, 6° le nombre des décès survenus chez les nourriciers.

On pourra de la sorte embrasser d'un coup d'œil tout ce qui est relatif à chaque canton.

Tableaux.

Statistique de la mortalité infantile, dans le département de Vaucluse pendant la période décennale 1891-1900. Études comparées sur la natalité et la mortalité infantile.

Arrondissements Cantons Communes	Altitude	Population	Moyenne annuelle de la natalité	Moyenne annuelle de la mortalité — Enfants de 1 jour à 1 an	Moyenne annuelle de la mortalité — Enfants de 1 à 2 ans
Arrondissement d'Apt					
Canton d'Apt					
Apt	228m	5.851	114.7	10.4 9.06 %	2.4 2 09 %
Auribeau	649	83	1.2	0.2 16.66	0.1 8.33
Caseneuve	520	441	8.9	1.6 17 96	0.3 3,37
Castellet	510	159	2.3	0.4 17 39	»
Gargas	348	853	18.7	5 2 27.80	0.4 2.13
Gignac	461	107	1.3	0.1 7.69	»
Lagarde	1087	77	1.6	0.4 25	»
Rustrel	420	484	11.4	2.2 19.35	0.8 7.01
Saignon	512	678	10.7	2.0 18.69	0.6 5.60
St-Martin de-Castillon	486	985	18 8	3.6 19.14	1.1 5.31
St-Saturnin-d'Apt	244	1.508	24.6	3.9 15.85	1.7 6.91
Viens	609	733	14.9	1.7 11.40	0.8 5.36
Villars	333	585	10.6	0 9 8.49	0.3 2.83
Canton de Bonnieux					
Bonnieux	429m	1.783	38.9	6.0 15.44	1.9 5.14
Buoux	518	155	3.6	0.5 13 88	0,2 5.55
Lacoste	300	491	11.5	2.1 18.26	0.7 6,08
Ménerbes	224	1.329	25.7	4.1 15.95	1.4 5.44
Oppède	300	1.027	24.1	3 8 15.76	1.2 4.97
Sivergues	600	57	1.6	0.4 25	0.1 6.25
Canton de Cadenet					
Cadenet	234m	2 688	61.1	13.2 21.60	3.4 5.66
Cucuron	370	1.307	21.2	3.7 17.45	1.0 4.71
Lauris	210	1.594	29.8	3.7 12.44	1,6 5 36
Lourmarin	210	903	20.5	3.4 16.58	1.3 6.34
Mérindol	163	759	18.6	2.5 13.44	1.3 6.98
Puget	142	202	5.9	0.9 15.25	0.1 1.69
Puyvert	209	215	3.3	0.7 21.21	0.2 6,06
Vaugines	373	369	6.7	1.7 25.25	0.4 5 97
Villelaure	204	1.177	30.2	4.2 13,90	1.6 5.29

Arrondissements Cantons Communes	Altitude	Population	Moyenne annuelle de la natalité	Moyenne annuelle de la mortalité — Enfants de 1 jour à 1 an	Moyenne annuelle de la mortalité — Enfants de 1 à 2 ans
Canton de Gordes					
Beaumettes	129m	121	2.9	0.3 10.34 %	0.2 6.89 %
Gordes.	473	1 562	29.2	4.0 13.69	0.6 2.05
Goult	258	1.102	19.2	2.4 11.50	1.9 9.08
Joncas.	248	219	5.3	1.1 20.75	0.1 1.88
Lioux . . . , . .	293	322	6.8	1.3 18.11	0 1 1.47
Murs	537	421	8.8	2.0 22.72	0.2 2 38
Roussillon . . , .	346	1.144	23.8	3.0 12.60	1.0 4.20
Saint-Pantaléon . .	278	85	1.8	0.3 16.66	»
Canton de Pertuis					
Ansonis	380	615	11.5	1.6 13.91	0.2 1.73
La Bastide-d.-Jourdans	429	559	11.2	3.4 30.35	0.7 6.25
La Bastidonne . . .	379	179	2.6	0.1 3.84	»
Beaumont	397	742	13.9	2 6 18.70	0.3 2.30
Cabrières-d'Aigues .	425	405	6.1	0 9 14.75	»
Grambois . , . .	389	532	9.3	1.4 15.05	0.3 3.22
La Motte-d'Aigues . .	385	411	6.5	1.4 21.50	0.2 3 07
La Tour-d'Aigues . .	129	2.000	37.7	7.0 19.36	1.4 3.71
Mirabeau.	279	450	7.8	0.3 3.84	1.1 14.10
Pertuis	246	4.838	97 1	15 2 15.65	8.8 9.06
Peypin-d'Aigues . .	369	278	4.5	1.2 26 66	»
St-Martin-d.-la-Brasq.	377	408	6.4	1.0 15.62	0.3 4.68
Saunes	306	107	2.0	0.1 5 »	0.1 5 »
Vitrolles	636	124	2.6	0.6 23.07	0.1 3.84
Arrondiss. d'Avignon					
Canton d'Avignon (Nord)					
Avignon (Nord). . .	20	24.952	Moyennes totalisées ci-dessous, Avignon-Sud		
Morières	30	1.154	18.3	2 9 15 84	0.2 1.09
Canton d'Avignon (Sud)					
Avignon (Sud) . . .		21.249	858.5	134.1 15.62	46.5 5.41
Canton de Bédarrides					
Bédarrides	58	2.062	42.3	8 0 18.91	2.8 6.61
Courthézon	46	3 030	59.6	7.5 12.58	2.1 3.52
Sorgues	41	4.248	82.9	16.1 19.48	5.1 6.15
Védènes	58	1.679	34r8	7.7 22.12	1.3 3.73

Arrondissements Cantons Communes	Altitude	Population	Moyenne annuelle de la natalité	Moyenne annuelle de la mortalité Enfants de 1 jour à 1 an	 Enfants de 1 à 2 ans
Canton de Cavaillon					
Caumont	47m	1.533	29.9	6.2 20.73 %	2.1 7 %
Cavaillon.	75	9.850	20.7	28.2 13.68	12.2 5.93
Cheval-Blanc . . .	82	1.706	39.6	4.7 11.86	1.5 3.78
Maubec	160	425	10.1	1.3 12.87	0.5 4.95
Robion	109	1.523	33.	4.3 13.03	1 5 4.54
Taillades (les) . . .	118	403	10.6	2.5 23.58	0.5 4.71
Canton de l'Isle					
Gadagne	113	975	16.5	3.3 20	0.9 5.45
Cabrières.	141	603	11	2 8 25 45	0.4 3,63
L'Isle	91	6.266	134.7	30.7 22.79	7.4 5.49
Jonquerettes. . . .	45	236	3.9	0.5 12.80	0.1 2.56
Lagnes	158	898	20.3	3.6 17.73	0.6 2 95
Saint-Saturnin . . .	120	1.190	26.4	5.4 20.45	1.8 6.81
Saumanes.	174	413	9	1.4 15.55	0.6 6 66
Thor (le)	84	2.739	49.6	6.9 14.09	1.3 2.82
Vaucluse	78	688	15.1	2.3 15.23	0.5 3.31
Arrond. de Carpentras					
C. de Carpentras (Nord)					
Aubignan.	108	1.591	31.9	6 18.74	1.1 3.44
Caromb	231	1.893	37.1	6.8 18.32	2.4 6.48
Carpentras	82	5.478	Moyennes totalisées ci-dessous, à Carpentras-Sud		
Loriol	37	628	12.5	2.2 17.60	0.7 5.60
Saint-Hippolyte. . .	170	113	1.9	»	»
Sarrians	40	2.590	64.3	11.3 17.57	2.2 3.42
C. de Carpentras (Sud)					
Althen-les-Paludes .	35	990	19.1	1 1 5.76	1.0 5.24
Carpentras (observ.) .	101	4.965	21.2	17.5 8,20	4.6 2.16
Entraigues	33	1.905	31.1	6.1 19.61	1 4 4.50
Mazan	152	2.140	36 2	6.1 16.85	1.3 3.59
Monteux	43.2	4.036	81.6	14 6 17.89	2.8 3.43
Canton de Mormoiron					
Bedouin	309	1.927	42.4	10.5 24.77	3.0 7.99
Blauvac	419	319	4.5	1,4 31.11	0.3 6.66

Arrondissements Cantons Communes	Altitude	Population	Moyenne annuelle de la natalité	Moyenne annuelle de la mortalité Enfants de 1 jour à 1 an	 Enfants de 1 à 2 ans
Canton de Mormoiron (Suite)					
Crillon	365m	359	6.5	1.3 20 %	0.4 6.15 %
Flassan	446	369	8.3	1.4 16,86	0.4 4.81
Malemort	217	827	12.6	3 23.80	0.5 3.96
Méthamis	376	434	9.4	2.5 26 57	0.5 5.30
Modène	218	158	2.9	3 13.44	»
Mormoiron.	281	1.318	26.9	6.9 26.34	1.6 5.94
St-Pierre-de-Vassols .	227	350	6.6	1.4 21.53	0.3 4.61
Villes.	312	1.089	22.7	5.7 25.11	1.0 4.40
Canton de Pernes					
Le Beaucet.	244	162	2.8	0.5 17.85	»
Pernes	81	3.880	69.5	15.1 21.72	1.8 2.59
La Roque-sur-Pernes .	290	259	6.8	1 14.70	0.2 2.94
Saint-Didier	183	756	11.4	2.3 15.23	0.2 1 32
Velleron.	84	1.150	20.9	1.8 8.61	0.8 3.82
Venasque	361	595	14.9	3.6 24.16	0.9 6
Canton de Sault					
Aurel.	781	427	10.1	2 19.88	0.6 5.94
Monieux.	651	577	14.9	3.6 24 16	0 8 5.30
Saint-Christol. . . .	858	473	10.6	2.4 22.64	0.4 3.77
Saint-Trinit.	838	201	3.9	0.3 7.87	0 1 2.55
Sault	768	1.261	38.6	6.3 16.34	1.9 4.95
Arrond. d'Orange *Canton de Beaumes*					
Beaumes.	124	1.045	29.9	2 4 8.02	1 3.34
Gigondas.	179	637	12.3	1.6 13	0.4 3.25
Lafare	180	115	3 6	0.6 16.66	»
Laroque-Alric . . .	250	71	0.9	0.1 11.11	0.1 11.11
Sablet.	172	1.075	15.8	1.9 12.03	0.9 5.68
Suzette	827	160	3.7	1 27	0.3 8.10
Vacqueyras	147	716	12.1	1.8 14.87	0.7 5.78
Canton de Bollène					
Bollène	116	5.568	116.	21.1 18.18	5.9 5.08
Lagarde-Paréol . . .	125	160	3.8	1.2 32.10	0.1 2.63
Lamotte.	46	459	11.3	2.2 16.46	0.2 1.76

Arrondissements Cantons Communes	Altitude	Population	Moyenne annuelle de la natalité	Moyenne annuelle de la mortalité Enfants de 1 jour à 1 an	 Enfants de 1 à 2 ans
Canton de Bollène (Suite)					
Lapalud	44m	1.629	30 9	4 12.94 %	1.2 3.88 %
Mondragon.	120	2.139	43.1	10.5 24.36	2.5 8.71
Mornas	165	1.150	23.1	3.6 15.58	1.1 4.76
Sainte-Cécile	129	1 647	31 5	5.9 21.90	1.5 4.76
Canton de Malaucène					
Le Barroux.	337	549	10 4	2.1 20.19	0.6 5.76
Beaumont-d'Orange .	412	333	6.1	0.3 4 91	0.4 6 55
Brantes	689	265	6 1	1.7 27.86	0.1 1.6
Entrechaux.	283	754	13.3	3.1 23.30	0.6 4 51
Malaucène	339	2 093	39 4	8 20 30	1.8 5.53
Saint-Léger	691	106	3.2	0.9 28.12	»
Savoillans	692	164	4.6	1.6 34.80	0.7 15.21
Canton d'Orange (Est)					
Camaret.	76	1.633	29.9	5.7 19 06	1 7 5.68
Jonquières	54	1.988	43.7	6.7 15 33	2.9 6 65
Orange (observ.). . .	38	9.980	191.4	27.3 14.26	8 4.17
Sérignan.	104	1.160	20.6	3.7 17.96	12 5.82
Travaillan	98	383	6.3	0.6 9 52	0.3 4.76
Uchaux	135	567	15.5	2.7 17.42	1.3 8.38
Violès.	119	984	18.5	3 16 21	0 7 3 78
Cant. d'Orange (Ouest)					
Caderousse.	49	2.657	51.4	6.6 12.82	3 5 83
Châteauneuf-du-Pape.	117	1.147	17.4	2 8 16 09	0.5 2.87
Piolenc	67	1.596	32.6	7 21 47	1.4 4.29
Canton de Vaison					
Buisson	234	302	4.2	1 1 26 19	0.1 2 38
Cairanne	184	815	16.6	3.7 22.28	1.1 6 62
Crestet	251	330	5.2	2.1 40 38	0 2 3.84
Faucon	385	242	5.1	0 6 11.76	1 19.60
Puyméras	372	595	10.3	2.2 21 35	0.7 6.79
Rasteau	215	620	10 7	2 8 26 16	0 9 8.41
Roaix.	257	422	7	1.3 18 57	0.5 7.14
Saint-Marcellin . . .	250	118	2.4	1 2 50	0 1 4 16
Saint-Romain-en-Viennois .	296	403	5 5	1.4 25.45	0.3 5.45
Saint-Roman-de-Malegarde.	215	328	7	1.7 24 28	0.4 5.71

Arrondissements Cantons Communes	Altitude	Population	Moyenne annuelle de la natalité	Moyenne annuelle de la mortalité — Enfants de 1 jour à 1 an		Moyenne annuelle de la mortalité — Enfants de 1 à 2 ans	
Canton de Vaison (suite)							
Séguret	351m	878	16.9	2.2	13.01%	0.9	5.32%
Vaison (pont rom.) .	204	2 814	52.7	10.3	19.54	3.0	5 69
Villedieu.	280	716	12.9	2.9	22.48	0.8	6 20
Canton de Valréas							
Grillon	177	1.080	19 7	4.1	20 81	0.8	4.06
Richerenches	140	566	12 6	3.8	30.11	0.4	3 17
Visan	226	1.804	38 3	10.5	27.41	2 2	5 74
Valréas	276	5 408	106 9	7 7	7 20	3	2.80

Mortalité Infantile par Cantons (1891-1900)

CANTONS	Moyenne des altitudes des communes du canton	POPULATION	Nombre des naissances	Décès de 1 jour à 1 an	Décès de 1 an à 2 ans	Nombre d'enfants décéd. chez les nourriciers
Beaumes.	197m	4.179	783	94 (12°/o)	34 (4.34°/o)	22
Carpentras.	92m	26.329	5.277	717 (13.58°/o)	175 (3.31°/o)	83
Apt.	492m	12.544	2.397	326 (13.60°/o)	85 (3.56°/o)	38
Cavaillon.	98m	15.440	3.302	472 (14.29°/o	183 (5.54°/o)	36
Valréas.	205m	8.858	1.775	261 (14.71°/o)	64 (3.60°/o)	14
Gordes	320m	4.976	978	144 (14.72°/o)	41 (4.19°/o)	30
Orange.	83m	39.095	4.273	661 (15.47°/o)	210 (4.91°/o)	82
Avignon	25m	57.355	8.768	1.370 (15.61°/o)	467 (5.32°/o)	36
Bonnieux.	395m	4.839	1.054	169 (16.03°/o)	55 (5.21°/o)	13
Cadenet	235m	9.214	1.973	340 (17.23°/o)	109 (5.52°/o)	44
Pertuis.	366m	11.678	2.192	386 (17.63°/o)	133 (6.07°/o)	47
Bédarrides.	53m	11.019	2.196	393 (17.89°/o)	113 (5.14°/o)	72
Sault	779m	3.639	781	146 (18.69°/o)	38 (4.86°/o)	39
Pernes	207m	6.812	1.263	243 (19°/o)	39 (3.08°/o)	19
Bollène.	106m	12.752	2.597	495 (19.06°/o)	125 (4.81°/o)	43
L'Isle.	111m	14.008	2.865	559 (19.51°/o)	136 (5.44°/o)	56
Malaucène.	507m	4.264	831	177 (21.30°/o)	42 (5.25°/o)	34
Vaison	268m	8.683	1.565	335 (21.40°/o)	100 (6.39°/o)	47
Mormoiron	317m	7.150	1.427	371 (25.99°/o)	80 (5.60°/o)	25

Ainsi qu'il est dit plus haut, il n'est peut-être pas bien facile de discerner les causes qui ont présidé à cette classification des cantons selon l'importance numérique des décès de la population infantile. Ces causes sont d'ordres divers : elles se rattachent, d'une part, aux conditions hygiéniques et climatériques de chaque canton, d'autre part aux épidémies plus ou moins meurtrières qui y ont régné. Nous avons déjà vu que l'industrie nourricière, selon qu'elle est plus ou moins développée, peut contribuer à son tour à grossir le chiffre de la mortalité du premier âge.

Nous avons compulsé les rapports annuels des médecins-inspecteurs relatifs à la période décennale 1891-1900 ; nous y avons relevé diverses observations qui vont être résumées le plus succinctement possible, en commençant par les cantons où la mortalité infantile est la plus faible.

Canton de Beaumes. — Pas d'épidémies notables. « Les communes qui composent cette circonscription, est-il dit, dans le rapport du Docteur Barre pour l'année 1893, situées au milieu des montagnes et à une altitude assez élevée, fournissent généralement des nourrices vigoureuses : on a vu maintes fois de jeunes enfants, venus des villes avec des tares héréditaires, placés en nourrice très chétifs, reprendre vigueur. » Le rang occupé par ce canton dans l'échelle de gradation de la mortalité, vient à l'appui des assertions de ce médecin.

Canton de Carpentras. — En 1898, épidémie grave de fièvre typhoïde à Carpentras produite, d'après l'enquête à laquelle s'est livré M. le professeur Thoinot, par la contamination des eaux d'alimentation à leur passage sous

Caromb. L'épidémie sévissant avec une violence extrême avait déterminé un véritable affolement parmi la population. Les enfants toutefois n'ont pas été trop touchés ; ce qui, par suite, n'a pas aggravé la mortalité infantile. — Coqueluche en 1896 à Caromb et aux environs.

Canton d'Apt. — Epidémie meurtrière de diphtérie en 1891, qui a surtout frappé la population infantile de Rustrel. Les années suivantes plusieurs retours offensifs de cette affection.

Canton de Cavaillon. — Rougeole au printemps en 1893 : pendant l'été, diphtérie et scarlatine ; pendant l'hiver, influenza.

Canton de Valréas. — Variole en 1891, coqueluche en 1894, rougeole en 1899. Le docteur Lemoyne signale dans son rapport de 1893 les cas assez fréquents de méningite tuberculeuse, caractéristique de l'affection bacillaire qui fait dans cette région annuellement un certain nombre de victimes.

Canton de Gordes. — Diphtérie à Roussillon en 1893.

Canton d'Orange. — Rougeole à Caderousse en 1891 et en 1899 ; rougeole et coqueluche en 1894 à Châteauneuf-du-Pape.

Canton d'Avignon. — La rougeole, en général bénigne, a fait à plusieurs reprises son apparition dans la ville et sa banlieue : grippe à plusieurs reprises, en 1899 notamment, coqueluche. Il n'y a pas eu d'autres épidémies dignes d'être notées, ainsi qu'il sera possible d'ailleurs de s'en rendre compte par l'étude du tableau qui va suivre.

Canton de Bonnieux. — Rougeole sévissant à Bonnieux

en juillet et en août 1895 et faisant plusieurs victimes ; même affection épidémique en 1899 et 1900. Coqueluche en 1900.

Canton de Cadenet. — Les affections rhumatismales et catarrhales sont fréquentes, à Cadenet, parmi les nombreux ouvriers en vannerie travaillant le plus souvent dans des caves humides ; ces mauvaises conditions hygiéniques peuvent avoir leur répercussion sur la santé de leurs enfants et contribuer à la mortalité élevée qui frappe les nourrissons. Diphtérie à Cucuron, Vaugines, et Lourmarin en 1893, rougeole à Villelaure en 1899.

Canton de Pertuis. — Epidémie grave de rougeole à Pertuis et aux environs en 1891, scarlatine, diphtérie en 1894. Fièvre typhoïde grave à Pertuis et plusieurs autres communes du canton en 1895, épargnant en général les enfants du premier âge. Dans son rapport pour l'année 1898, le Docteur Grangier constate que la fièvre typhoïde est à l'état épidémique à Pertuis avec recrudescence au moment des pluies, ce qui permet de supposer qu'elle est due aux conditions défectueuses dans lesquelles se fait dans cette localité la distribution des eaux potables.

Coqueluche pendant l'été de 1898, rougeole en automne ; rougeole et coqueluche en 1899.

Canton de Bédarrides. — Rougeole et coqueluche à Courthézon, Bédarrides et Sorgues en 1893. Coqueluche en 1895. Rougeole, scarlatine et coqueluche en 1900.

Canton de Sault. — « Il reste encore beaucoup à faire pour l'hygiène infantile dans cette circonscription montagneuse, est-il dit dans le rapport du docteur Roche pour 1894. A l'inverse de ce que l'on observe dans la plaine vauclusienne, c'est dans la saison froide que cet oubli ou cette ignorance des règles hygiéniques occasionne le plus de maladies chez les nourrissons, angines, bronchites, affections diverses des voies respiratoires, heureusement peu graves en général, mais qu'on pourrait souvent éviter par des logements mieux conditionnés, un chauffage mieux organisé, plus régulier... D'ailleurs, il est notoire que les affections des voies digestives, les athrepsies, les diarrhées cholériformes sont plus rares et moins graves dans ces climats et que les chances de mort sont moindres sur les hauts plateaux de cette région. »

Il convient d'ajouter que le canton de Sault est un de ceux où l'industrie nourricière et le plus développée ; sur 84 enfants de un jour à deux ans, morts pendant la période décennale, 39 étaient placés en nourrice, ce qui semble indiquer une proportion assez considérable d'enfants venus du dehors et dont la mortalité aggrave d'une manière factice le pourcentage de la dîme mortuaire de cette circonscription.

Canton de Pernes. — Angines en 1896. Rougeole en 1899 avec quelques cas de scarlatine.

Canton de Bollène. — Les chaleurs de l'été 1893 ont été particulièrement funestes pour la population infantile de cette circonscription. D'après le rapport du docteur Biscarrat, l'année 1895 a été également très meurtrière : influenza pendant les mois d'hiver ; cholérine pendant les mois d'été.

Rougeole en 1899.

Canton de l'Isle-sur-la-Sorgue. — C'est la circonscription qui a été le plus souvent visitée par les épidémies. Variole en 1891, diphtérie au Thor en septembre et octobre 1892, coqueluche en 1893, scarlatine au Thor en 1895 ; pendant l'été de cette même année 1895, diarrhées estivales graves à l'Isle et à Saint-Saturnin, déterminant de nombreux décès. Rougeole en 1896. Epidémie meurtrière de cholérine en août 1897. Diarrhée verte à forme épidémique assez grave dans la circonscription du docteur Tallet en 1898. Pendant l'hiver de cette même année 1898 plusieurs enfants ont été atteints de broncho-pneumonie dans la circonscription du docteur Fiolle. Ce dernier médecin inspecteur signale également des cas de fièvre typhoïde survenus dans les familles faisant usage des eaux de la Sorgue. Il y aurait lieu de créer des fontaines permettant aux riverains de ne plus recourir à une eau contaminée. En 1899 rougeole, coqueluche dans les diverses communes du canton de l'Isle. En 1900 rougeole, coqueluche, oreillons à l'Isle. Grippe au Thor, s'accompagnant de broncho-pneumonie.

Le docteur Bioulès, dans son rapport de 1896, constatait avec regret le placement de jour en jour plus fréquent des nourrissons dans les familles d'ouvriers vivant dans l'enceinte des bourgs ou villages et dans des habitations où fait défaut l'hygiène la plus élémentaire, tandis que les nourrices à la campagne, en plein air et sous l'action bienfaisante du soleil, deviennent de plus en plus rares.

Canton de Malaucène. — Diphtérie, scarlatine en 1894, diarrhées estivales en 1895, épidémie de rougeole assez meurtrière en 1897. L'industrie nourricière est assez active dans ce canton. Sur 209 décès d'enfants âgés de un jour à deux ans survenus pendant cette période décennale, 34 concernaient des enfants placés en nourrice, circonstance propre à accentuer la proportion des décès relativement au total des naissances.

Canton de Vaison. — Coqueluche, diarrhées estivales en 1891. Sur 435 décès survenus chez les enfants âgés de un jour à deux ans pendant la période décennale, 47 se rapportaient à des enfants placés en nourrice. A part cette particularité nous n'avons pas trouvé, dans les rapports des divers médecins-inspecteurs qui se sont succédés dans cette circonscription, d'indications précises permettant de se rendre compte du rang assez élevé occupé par cette dernière dans la classification des cantons d'après le nombre des décès de la population infantile. Le pays est sain : la moyenne de l'altitude de ses diverses communes est de 258^{m}. L'agriculture y est prospère : les habitants y vivent dans une certaine aisance, et malgré ces conditions favorables, c'est le canton où la mortalité infantile des enfants de un an à deux ans est la plus élevée et qui tient le record, après le canton de Mormoiron, pour la mortalité des enfants de un jour à un an.

Canton de Mormoiron. — Oreillons au printemps, diphtérie pendant l'été; rougeole en décembre 1893 dans la circonscription de Bédoin, confiée au docteur Barre ; en 1894, rougeole, scarlatine, diphtérie dans la même circonscription.

Les réflexions que nous faisions tout à l'heure sur l'impossibilité d'expliquer la mortalité élévée du canton de Vaison, s'appliquent également au canton de Mormoiron, où elle atteint le chiffre de 25,99 0[0 pour les enrants de un jour à un an. Même salubrité du sol, même aisance de ses habitants.

Ce nombre élevé de décès frappant les enfants du premier âge sans que rien nous permette d'en donner l'explication, tient-il uniquement à des causes fortuites, c'est ce que des études ultérieures pourraient établir.

Nous aurions voulu pouvoir compléter notre travail en indiquant la cause de chaque décès ; les documents qui nous auraient été indispensables pour cette étude nous faisant défaut, nous nous contenterons de fournir les renseignements de cette nature pour Avignon, dus à l'obligeance du docteur Larché, directeur du bureau municipal d'hygiène.

Tableau.

Commune d'Avignon. — Statistique des décès

ANNÉES	AGE	MALADIES — DES CENTRES NERVEUX		DES APPAREILS RESPIRATOIRE ET CIRCULATOIRE						DE L'APPAREIL DIGESTIF				CONSTITUTIONNELLES			ÉRUPTIVES		INFECT^ses		DIVERSES		TOTAUX
		Méningites	Convulsions	Diphtérie	Bronchites et broncho-pneumie	Coqueluche	Phtisie	Grippe	Mal du cœur	Gastro-entérite	Choléra infantile	Ictère	Tuberculose péritonéale	Débilité congénitale	Tuberculoses localisées	Syphilis	Variole	Rougeole	Fièvre typhoïde	Erysipèle	Maladies non spécifiées	Maladies chirurgicales	
1893	De 0 à 1 an..	10	12	3	18	»	3	»	»	70	5	»	»	18	1	»	»	3	1	»	6	1	151
	De 1 à 2 ans.	7	2	1	8	»	1	»	1	17	2	»	»	»	»	»	»	2	»	»	1	1	43
1894	De 0 à 1 an..	7	7	1	25	5	2	»	2	62	2	1	»	8	»	»	»	»	1	»	2	1	126
	De 1 à 2 ans.	8	2	1	13	1	2	»	»	17	1	»	»	»	»	»	»	7	»	»	1	»	53
1895	De 0 à 1 an..	10	5	1	22	2	2	»	1	62	1	»	»	13	»	1	»	1	»	»	3	1	125
	De 1 à 2 ans.	3	1	1	11	2	1	»	1	25	1	»	1	»	»	»	»	6	»	1	1	1	56
1896	De 0 à 1 an..	5	6	1	31	2	1	»	1	73	1	»	»	17	»	4	1	»	»	»	2	1	146
	De 1 à 2 ans.	7	3	»	11	4	1	»	»	15	3	»	»	»	»	»	»	3	»	2	1	»	50
1897	De 0 à 1 an..	7	9	»	7	2	»	»	»	66	1	1	»	11	»	1	»	»	»	»	1	»	106
	De 1 à 2 ans.	4	2	»	7	2	»	»	»	16	1	»	»	»	1	»	»	3	»	»	»	1	27
1898	De 0 à 1 an..	3	14	»	7	1	3	»	1	63	3	»	1	10	»	»	»	»	»	»	3	1	111
	De 1 à 2 ans.	6	4	»	8	»	1	»	»	15	3	»	»	»	»	»	»	»	»	»	»	»	37
1899	De 0 à 1 an..	2	10	»	13	2	2	1	2	61	5	1	»	13	»	1	»	3	»	1	3	2	122
	De 1 à 2 ans.	2	»	»	5	4	»	»	»	15	»	»	»	»	»	»	»	16	»	»	2	1	45
1900	De 0 à 1 an..	10	17	1	18	3	»	»	1	54	2	1	»	13	1	1	2	4	»	»	1	2	132
	De 1 à 2 ans.	1	2	1	5	2	2	1	»	13	3	»	»	»	»	»	»	1	»	1	»	»	32
		92	96	11	209	32	21	2	10	644	34	4	2	103	3	8	3	49	2	5	27	13	1372
		13.70 0/0		20.75 0/0						49.86 0/0				8.40 0/0			3.79 0/0		0.52 0/0		2.98 0/0		

CHAPITRE II

Le service de la protection du premier âge, institué en exécution de la loi du 23 décembre 1874, est mis en vigueur dans le Vaucluse depuis 1878. Toutefois il a fallu quelques années pour son complet fonctionnement. En 1884, le nombre des enfants âgés de un jour à deux ans, placés en nourrice ou en garde hors du domicile de leurs parents, était au nombre de 2.125. En 1900, ce nombre est réduit à 945. Cette diminution dans le nombre des enfants placés en nourrice a des origines multiples. L'amoindrissement notable de la natalité doit entrer en ligne de compte, mais le chiffre de plus en plus élevé des salaires, demandés en général par les nourrices vauclusiennes, est certainement la cause prépondérante du plus petit nombre des enfants inscrits sur les rôles de la protection. Les mères de familles, redoutant les exigences des nourriciers, se résignent plus souvent à remplir jusqu'au bout leur tâche et allaitent elles-mêmes leurs enfants quand leur santé n'y met point obstacle. Nous avons vu que dans les cantons de Pertuis et de Cavaillon principalement, on a recours de préférence aux nourrices italiennes qui prennent place au foyer domestique. Les enfants qu'elles allaitent dans ces conditions ne sont pas soumis à la surveillance administrative, ce qui contribue à la diminution du nombre des enfants protégés.

Comme nous l'avons déjà remarqué, cette diminution coïncide avec un amoindrissement dans la mortalité proportionnelle des enfants placés en nourrice. Ainsi, en continuant à prendre pour exemple les deux années mentionnées tout-à-l'heure, le nombre des enfants décédés en 1884 chez les nourriciers était de 377, soit 9.94 0[0, tandis que le total des enfants protégés qui sont décédés en 1900 n'était que de 60, soit 6.34 0[0.

Deux causes d'erreur contribuent à dénaturer la statistique : d'une part, le retrait des enfants de chez les nourriciers avant leur décès, alors qu'ils étaient déjà gravement atteints par la maladie ; d'autre part, leur inscription sur les rôles de la protection, bien que leur présence chez la nourrice ait été de courte durée, ce qui leur permet de constituer quand même des unités grossissant d'autant les chiffres du diviseur, et, par suite diminuant ceux du quotient, dans les calculs de proportion. C'est ainsi qu'on arrive à n'avoir plus que le sept et même le six pour cent de mortalité, alors que la mortalité des enfants du premier âge s'élève dans Vaucluse à 15 p. 100 environ.

Dans le premier des tableaux qui suivent se trouvent groupées les maladies qui, de 1892 à 1900 inclus, ont déterminé la mort des enfants soumis à la protection. En rapprochant ce tableau de celui que nous venons de publier au sujet des décès infantiles survenus dans la commune d'Avignon, on peut se rendre compte que ce sont toujours les affections des voies digestives qui occupent le premier rang (34 0[0 pour les enfants protégés : 49.86 0[0 pour les enfants avignonnais). Les autres indications fournies par ces deux tableaux concordent d'une manière sensible et semblent aller de pair, ce qui en confirme la valeur. Dans un second tableau dont les éléments ont été puisés dans une statistique publiée ces temps derniers par la Direction de l'assistance et de l'hygiène publiques, nous donnons la mortalité par département, des enfants protégés. Ce travail qui ne vise que les enfants ayant figuré en 1897 sur les rôles de la protection, permettra d'établir une comparaison entre les divers départements et celui de Vaucluse dont nous nous occupons d'une manière particulière, comparaison portant soit sur le mode d'allaitement, soit sur la mortalité.

Tableaux.

Enfants soumis à la Protection du 1er Age

ANNÉES 1892 à 1900 inclus	Statistique des décès déterminés par les Maladies des centres nerveux		des appareils respiratoire et cardiaque						de l'appareil digestif				constitutionnelles				éruptives					
MOIS	Méningite	Convulsions	Diphtérie	B.-pneumonie	Coqueluche	Phtisie	Grippe	Maladies du cœur	Dysenterie	Choléra infantile	Entérite et gast.-entérite	Athrepsie et muguet	Rachitisme et faiblesse générale	Scrofules	Syphilis	Diverses	Variole	Rougeole	Scarlatine	Maladies chirurgicales	Non spécifiées	TOTAUX
JANVIER	3	6	2	11	2	»	4	1	»	»	3	2	4	1	»	»	»	3	»	»	5	47
FÉVRIER	4	»	4	7	3	1	1	»	1	1	5	4	4	1	»	»	1	4	»	»	2	43
MARS	8	»	3	18	2	1	1	2	»	2	6	3	5	»	»	1	»	4	»	1	9	66
AVRIL	4	1	2	9	1	»	2	1	1	»	2	2	3	1	»	1	»	4	»	»	3	37
MAI	2	3	»	15	2	»	4	»	1	1	8	»	9	1	»	»	»	2	»	»	7	55
JUIN	4	6	1	11	2	»	1	»	3	2	14	5	7	»	»	»	1	2	»	1	14	75
JUILLET	11	6	1	10	1	1	»	»	1	12	30	15	10	»	»	2	»	8	1	1	21	134
AOUT	3	10	»	4	3	1	»	»	2	7	30	13	8	»	»	»	»	1	»	»	10	93
SEPTEMBRE	7	4	2	4	»	»	»	1	2	4	14	9	4	»	»	1	»	3	1	»	4	61
OCTOBRE	»	»	2	5	»	1	»	1	3	2	10	10	7	»	»	2	1	»	»	»	13	57
NOVEMBRE	»	»	»	3	»	1	1	1	»	»	3	4	6	»	»	1	»	»	»	»	6	26
DÉCEMBRE	»	»	1	3	»	1	»	»	1	»	4	3	7	»	»	»	»	»	»	2	4	26
TOTAUX	46	42	18	90	16	7	14	7	15	31	120	70	74	4	»	8	3	31	2	5	98	720
	88		162						245				86				36					
Proportion p. cent par rapport au nombre de nourrissons. protégés	0,80 %		1,47 %						2,24 %				0,79 %				0,33 %			0,05 %	0,89 %	6.57 %
décédés	12,21 %		22,48 %						34. » %				11,93 %				5,00 %			0,68 %	13,70 %	100 %

Statistique générale des Enfants soumis, en 1897, à la loi de protection du premier âge

DÉPARTEMENTS	Nombre d'enfants en nourrice	Modes d'allaitement: Au sein	Artificiel	Mixte	Enfants sevrés	Mode d'alimentat. inconnu	Nombre d'enfants décédés	Première année	Seconde année	Pourcentage des décès
Ain	1369	738	467	4	157	3	204	187	17	14,9 0/0
Aisne	1419	198	1151	13	57	»	222	202	20	15,6 »
Allier	1099	565	429	4	92	9	133	111	22	12 »
Alpes (Basses)	472	442	12	2	16	»	77	61	16	16 »
Alpes (Hautes)	715	650	31	5	21	8	205	171	34	28,6 »
Alpes-Maritimes	1180	1104	22	»	53	1	164	135	29	14,7 »
Ardèche	2602	2239	282	5	75	1	594	546	48	22,8 »
Ardennes	169	18	133	4	5	9	27	24	3	15,9 »
Ariège	328	271	-40	4	12	1	25	19	6	7,6 »
Aube	876	114	730	8	24	»	186	174	12	21 »
Aude	321	308	7	»	5	1	34	25	9	10,5 »
Aveyron	440	307	108	2	11	12	105	86	19	23,8 »
Belfort (Territ^{re}de)	»	»	»	»	»	»	»	»	»	»
Bouches-du-Rhône	1799	1796	»	»	1	2	137	111	26	7,6 »
Calvados	1347	69	1243	9	26	»	144	124	20	10,6 »
Cantal	»	»	»	»	»	»	»	»	»	»
Charente	574	507	36	»	30	1	51	41	10	8,8 »
Charente-Infér.	659	415	213	6	25	»	100	88	12	15,1 »
Cher	1390	464	850	8	56	3	240	217	23	17,2 »
Corrèze	430	171	217	17	23	2	50	48	2	11,6 »
Corse	»	»	»	»	»	»	»	»	»	»
Côte-d'Or	660	229	406	1	18	6	82	69	13	12,4 »
Côtes-du-Nord	763	381	344	5	33	»	83	72	11	10,8 »
Creuse	352	110	207	»	35	»	31	22	9	8,7 »
Dordogne	1056	919	63	»	72	2	105	76	29	9,8 »
Doubs	216	26	175	1	13	1	36	31	5	16,6 »
Drôme	1336	1041	160	3	132	»	195	171	24	14,5 »
Eure	1559	95	1440	3	18	3	202	183	19	12,9 »
Eure-et-Loir	2282	580	1665	18	18	1	483	455	28	21,1 »
Finistère	694	623	42	1	27	1	55	48	7	7,9 »
Gard	839	799	13	2	20	5	65	62	3	7,7 »
Garonne (Haute)	255	178	55	»	22	»	79	77	2	30,9 »
Gers	»	»	»	»	»	»	»	»	»	»
Gironde	1375	1012	289	»	74	»	130	120	10	9,4 »
Hérault	728	708	2	2	14	2	83	68	15	11,4 »
Ille-et-Vilaine	2217	166	1974	1	76	»	283	252	31	12,7 »
Indre	547	246	263	3	33	2	43	39	4	8,2 »
Indre-et-Loire	554	66	261	1	6	220	68	55	13	12,2 »
Isère	»	»	»	»	»	»	»	»	»	»
Jura	326	102	204	5	15	»	29	22	7	8,8 »
Landes	369	307	42	2	16	2	24	21	3	6,5 »
Loir-et-Cher	1707	501	1147	5	46	8	269	254	15	15,7 »
Loire	»	»	»	»	»	»	»	»	»	»
Loire (Haute)	482	308	114	9	50	1	86	80	6	17,7 »
Loire-Inférieure	946	64	835	17	29	1	88	80	8	9,3 »
A reporter	36452	18827	15681	170	1456	308	5217	4627	590	»

Statistique générale des Enfants soumis, en 1897, à la loi de protection du premier âge (suite)

DÉPARTEMENTS	Nombre d'enfants en nourrice	Modes d'allaitement			Enfants sevrés	Mode d'alimentat. inconnu	Nombre d'enfants décédés	Première année	Seconde année	Pourcentage des décès
		Au sein	Artificiel	Mixte						
Report	36442	18827	15681	170	1456	308	5217	4627	590	»
Loiret	2647	677	1919	7	14	30	441	382	59	16,6 »
Lot	262	212	41	1	7	1	29	24	5	11 »
Lot-et-Garonne	169	124	34	»	8	3	18	13	5	10,6 »
Lozère	481	403	55	4	19	»	90	82	8	18,6 »
Maine-et-Loire	563	28	497	15	17	6	70	60	10	12,4 »
Manche	923	75	781	13	53	1	96	80	16	10,4 »
Marne	658	150	491	»	17	»	164	150	14	24,9 »
Marne (Haute-)	218	24	171	1	22	»	30	27	3	13,7 »
Mayenne	1739	128	1571	1	36	3	244	217	27	14 »
Meurthe-et-Moselle	456	153	259	1	42	1	106	96	10	23 »
Meuse	259	16	203	»	10	30	52	44	8	20 »
Morbihan	644	419	186	6	32	1	63	41	22	9,7 »
Nièvre	2784	1226	1411	8	138	1	428	348	80	15,3 »
Nord	»	»	»	»	»	»	»	»	»	»
Oise	1364	310	993	21	35	5	231	211	20	16,9 »
Orne	2672	326	2300	3	37	6	377	337	40	14,1 »
Pas-de-Calais	2023	582	1109	53	278	1	298	236	62	14,7 »
Puy-de-Dôme	1070	372	522	13	161	2	121	103	18	11,3 »
Pyrénées (Basses)	423	367	22	5	28	1	38	35	3	8,9 »
Pyrénées (Hautes)	»	»	»	»	»	»	»	»	»	»
Pyrénées-Orient[s]	528	509	4	7	6	2	51	39	12	9,6 »
Rhône	1538	399	1055	1	74	3	218	189	29	14,1 »
Saône (Haute-)	»	»	»	»	»	»	»	»	»	»
Saône-et-Loire	1171	658	455	1	55	2	189	171	18	16,1 »
Sarthe	3301	485	2646	»	170	»	536	474	62	16,2 »
Savoie	1304	812	322	24	145	1	227	205	22	17,3 »
Savoie (Haute-)	997	477	464	3	53	»	171	152	19	17,1 »
Seine	2827	833	1789	27	178	»	332	297	35	11,7 »
Seine-Inférieure	3995	194	3731	13	38	19	728	643	85	18,2 »
Seine-et-Marne	2049	620	1351	32	45	1	393	365	28	19,4 »
Seine-et-Oise	»	»	»	»	»	»	»	»	»	»
Sèvres (Deux-)	»	»	»	»	»	»	»	»	»	»
Somme	»	»	»	»	»	»	»	»	»	»
Tarn	»	»	»	»	»	»	»	»	»	»
Tarn-et-Garonne	49	38	4	1	6	»	4	4	»	8,1 »
Var	692	658	1	1	5	27	69	58	11	9,9 »
Vaucluse	545	525	5	4	11	»	68	60	8	12,4 »
Vendée	»	»	»	»	»	»	»	»	»	»
Vienne	480	261	176	4	39	»	51	42	9	10,7 »
Vienne (Haute)	846	579	207	1	58	1	100	74	26	11,8 »
Vosges	891	68	792	10	20	1	173	158	15	19,4 »
Yonne	1656	392	1204	5	50	5	220	197	23	13,2 »
TOTAUX	78676	31937	42452	456	3363	468	11643	10241	1402	14,79»

Si on recherche quelle a été, dans le département de Vaucluse, la mortalité des *enfants assistés* inscrits au nombre des *pupilles de l'Assistance publique,* on constate que, pendant la période décennale 1891-1900, sur 694 enfants âgés de un jour à un an admis à l'hospice dépositaire, 318 sont décédés avant d'avoir achevé leur première année, soit une proportion de 46,83 pour 100. Les pouvoirs publics se sont préoccupés à diverses reprises du chiffre élevé de la mortalité des enfants assistés admis à l'hospice dépositaire. Ces dernières années encore, ils ont voulu connaître les causes de cet état de choses, pour tenter d'y porter remède. Ces causes sont sans doute, dans le Vaucluse comme partout, une faiblesse congénitale tenant aux conditions dans lesquelles ces enfants ont reçu l'existence ; c'est aussi la fatigue résultant du déplacement auquel ils sont soumis dès leur naissance. Mais il faut avouer, et l'étude des statistiques ne laisse aucun doute à cet égard, que, dans le Vaucluse, ces causes ont particulièrement un effet déplorable et que notre département semble affligé d'un triste privilège.

En 1860, une enquête fut ouverte sur la mortalité des enfants assistés des 86 départements, décédés avant d'avoir achevé leur première année. Voici les chiffres qui furent relevés : En 1828 : mortalité générale en France, 50,36 p. 100 ; mortalité pour Vaucluse, 57,28 p. 100. — En 1858 : mortalité générale, 56,99 p. 100 ; pour le Vaucluse, 62,22 p. 100. — Sans doute, en 1860, il y a baisse sensible dans le nombre des décès dans le Vaucluse, puisque, la mortalité générale en France étant de 50,04 p. 100, la mortalité pour le département n'est plus que de 46,66 p. 100. — Mais le Vaucluse eût certainement occupé un bien mauvais rang si pareille enquête avait été faite deux

ans plus tard, en 1862, où le nombre des décès des enfants assistés de tout âge s'éleva à 103, dont 86 concernant les enfants âgés de un jour à un an. — Sur ces 86 décès, 27 survinrent à l'hospice dépositaire, alors à Carpentras. « Il faut remarquer, est il dit dans un rap-
» port officiel de l'année 1863, que la mortalité sévit tou-
» jours dans de fortes proportions parmi les jeunes élèves
» de l'hospice. Cela tient à la constitution native de cer-
» tains enfants, et surtout à ce que, malgré la célérité
» apportée dans l'expédition des demandes d'admission,
» beaucoup d'enfants se trouvent dans un grand état
» d'épuisement quand ils sont apportés au dépôt... »

CHAPITRE III

« Trois causes, dit le Dr Pamard, donnent naissance à cette mortalité excessive de la population enfantine de notre région : les chaleurs de l'été, la mauvaise hygiène et la dentition.

« Quoi qu'en puissent penser quelques bons esprits, je reste ardemment convaincu que la dentition est la cause principale de cette mortalité estivale ; je n'en veux pas d'autre preuve que celle qui m'est fournie par la statistique. Après l'âge de trois ans, quand leurs dents sont faites, les enfants ne meurent chez nous que dans une proportion minime : ils meurent en toute saison, pas plus en été qu'en hiver. »

On ne peut rien, ou presque rien contre les complications qui accompagnent l'évolution dentaire, mais on peut améliorer l'hygiène des enfants par un allaitement mieux compris et combattre les accidents résultant des chaleurs excessives de l'été en transportant l'enfant à une altitude assez élevée pour que la température s'y maintienne fraîche.

Des philosophes, tels que J. J. Rousseau dans son Emile, des littérateurs modernes, comme Brieux dans sa comédie des Remplaçantes, la plupart des médecins, ont préconisé l'allaitement par la mère : plusieurs en ont fait même une obligation. « La femme n'est qu'à moitié mère pour avoir enfanté » a dit Marc-Aurèle. En principe, le nouveau-né se trouve mieux du lait maternel que du lait d'une autre femme, et de celui d'un animal, moins susceptibles d'une aussi parfaite digestion.

A défaut du lait maternel, ce seraient les nourrices sur lieu restant dans la maison des parents de l'enfant et sous leur surveillance constante, qui offriraient le plus d'avantages.

Mais sans parler des inconvénients qui accompagnent l'installation d'une étrangère au foyer domestique, des préoccupations incessantes dont elle est l'objet, de la tyrannie qu'elle exerce autour d'elle, il faut tenir compte en premier lieu de l'abandon par les nourrices de leur propre enfant, abandon qui entraîne, d'après les statistiques, la mort de la moitié d'entre eux.

Les nourrices à distance élèvent en général l'enfant au sein, ce n'est que par exception qu'elles doivent l'élever au biberon : mais combien d'entr'elles, au lieu de réserver leur sein au nourrisson étranger, gardent leur lait pour leur propre enfant, soumettant l'autre à un allaitement artificiel plus ou moins bien entendu. Aussi les résultats de l'allaitement à distance ont paru au Dr Léon Petit si détestables qu'il a pu, dans une statistique portant sur 1896 enfants, relever les résultats suivants : tandis que la mortalité des enfants élevés au sein par leur propre mère est de 15 0/0, celle des enfants soumis à l'allaitement au sein à distance est de 71.50 0/0.

— Nous avons lieu de croire que ces résultats de l'allaitement à distance se manifestent dans certains centres nourriciers, ne se produisent pas chez nous, dans des proportions de mortalité aussi effrayantes ; nous devons toutefois en conclure que l'allaitement de l'enfant chez une étrangère doit être entouré de la surveillance la plus étroite possible non seulement de la part des pouvoirs publics, mais encore des familles. Une circonstance nous a frappé dans tout le cours de cette étude ; ce sont *les localités de Vaucluse les plus riches en pâturage et par suite où le lait est le plus abondant et le moins cher, où la mortalité infantile est la moins élevée, tandis que d'autres régions où l'air serait plus sain, les chaleurs estivales moins élevées, mais qui sont pauvres en prairies et en lait, ont au contraire une dîme mortuaire infantile beaucoup plus considérable.* Ce que nous disons pour la région Vauclusienne est applicable aux autres départements ; il y a lieu d'être frappé de la proportion considérable de décès que nous constatons dans des départements comme celui des Hautes-Alpes, par exemple, où la mortalité atteint 28.6 0[0. Ce pays montagneux est pauvre en lait dans une bonne partie de son étendue, et cependant l'industrie nourricière y est assez développée. On peut être convaincu que bon nombre des enfants qui y ont succombé loin de leurs familles, ont été gavés avec des soupes ou bouillies indigestes, tandis que un allaitement mixte, tel qu'il est pratiqué le plus souvent par les nourrices mercenaires, aurait pu sauvegarder leurs jours.

A l'heure présente, beaucoup de mères qui eussent autrefois abandonné leur enfant au sein d'une étrangère, tentent de l'allaiter. Elles y réussissent souvent grâce à l'allaitement mixte. La nouvelle théorie des zymases vient à son tour à l'appui des avantages qu'offre l'allaitement mixte sur l'allaitement artificiel exclusif : en plus des différences quantitatives entre les divers laits qui seules étaient connues jusqu'à ce jour, il existe encore des différences qualitatives entrevues autrefois par Béchamp et qui ont été formulées au dernier Congrès de Paris. Les transformations de la matière alimentaire dans le tube digestif sont sous la dépendance de zymases ; or le nouveau-né élabore très peu de zymases, mais il trouve dans l'organisme maternel un aliment qui remplit les deux conditions d'être d'une digestion facile et de renfermer des zymases.

Le lait, en effet, contient des ferments solubles, et le lait de femme, en particulier, un ferment saccharifiant qui n'existe pas dans celui des animaux. — A côté de ferments particuliers à chaque espèce, le lait en renferme d'autres identiques pour toutes les espèces ; malheureusement, ils ne résistent pas à une température de 70°, de sorte qu'en chauffant le lait pour le priver de ses germes, nous le privons aussi de ses zymases qui ont peut-être sur la nutrition une influence favorable. Le problème serait donc le suivant : rechercher si la pasteurisation ne pourrait pas être perfectionnée, de manière à stériliser le lait tout en lui conservant les zymases, sinon, afin de permettre à l'enfant d'utiliser complètement le lait qui a été stérilisé, il faut lui donner avec le lait maternel une quantité, serait-elle minime, de ferments nutritifs, recourir, en un mot, à l'allaitement mixte.

« S'il appartient à l'hygiène de diminuer la mortalité de nos jeunes enfants en les empêchant de devenir malades, est-il interdit, dit le docteur Pamard, sans encourir la qualification d'utopiste, d'entrevoir un autre remède à un fléau qui moissonne chaque année une proportion énorme de nos jeunes enfants, non seulement dans le Vaucluse, mais encore dans tous les départements voisins, ceux de la zone des oliviers, qui, dans les statistiques de

M. Bertillon pour la mortalité des jeunes sujets, ont tous la sinistre couleur noire ?

« Je viens de rappeler les succès merveilleux, inespérés, obtenus dans des cas où la mort semblait imminente par l'action réunie de ces trois facteurs, dentition, alimentation précoce et chaleur de l'été : l'émigration vers des climats plus humains a été la cause de ces résurrections. Je pourrai citer entre autres cinq observations, qui me sont personnelles, d'enfants qui, partis mourants d'Avignon, ont retrouvé la santé, je puis dire la vie, les deux premiers en Suisse, les trois autres à Allevard. Ce moyen n'est malheureusement pas à la portée de toutes les bourses ; ce n'est donc pas la solution, mais il nous montre de quel coté nous devons la chercher.

« Nous avons dans le Vaucluse le Mont-Ventoux, qui s'élève à plus de 1.900 mètres ; les Bouches-du-Rhône, les Alpes Maritimes, le Var, ont les derniers contreforts des Alpes ; le Gard et l'Hérault, les Cévennes ; les Pyrérées-Orientales, l'extrémité de la chaîne des Pyrénées. Ne pourrait-on fonder sur ces montagnes, à une altitude telle que la température n'atteignit jamais un degré élevé, des établissements où on pourrait conduire pendant l'été les enfants malades, comme les Anglais dans les Indes envoient, pendant la saison chaude, leurs soldats malades dans les Sanatoriums qu'ils ont fondés sur les pentes de l'Himalaya. Ils ont obtenu ainsi des résultats incontestés, et amélioré l'état sanitaire de leur armée ; j'ose affirmer que nous ariverions aux mêmes résultats pour nos jeunes enfants.

« La fondation de ces stations sanitaires est entourée, sans doute, de difficultés nombreuses et soulèvera des problèmes complexes ; mais, en faee des résultats à obtenir, de ce grand nombre d'existences précieuses à conserver, doit-on rester dans un statu quo, dont je crois avoir démontré le danger ?

Je voudrais faire partager la conviction qui m'anime : le problème serait bien vite résolu ; là est le remède, remède puissant, énergique, éprouvé et qui, seul, permettra de sauver l'enfant déjà malade, en donnant le moyen prompt et facile de le soustraire à ces températures élevées qui le tuent. »

Cette idée d'un *Sanatorium d'altitude* a été mise à exécution ; les départements du Gard et de Vaucluse, associés, ont fait construire dans la partie la plus élevée d'une vallée dépendant de la commune d'Arrigas, dans le canton d'Alzon, un bâtiment qui, une fois achevé, occupera les trois côtés d'un vaste rectangle largement ouvert à l'ouest. Toutes les conditions d'altitude, d'orientation et de salubrité y sont réunies. Le terrain choisi est abrité au nord et à l'est par de hautes montagnes qui le préservent contre la violence des rafales, tout en étant assez éloigné pour laisser l'air circuler librement. La vallée est ouverte du côté du sud et surtout de l'ouest. L'eau est de bonne qualité et en grande abondance. Enfin, la voie ferrée aboutissant au Vigan se trouve à quelques kilomètres seulement. Malgré ces conditions qui paraissaient favorables, il a été bien difficile de produire dès le début un courant d'émigration des enfants malades du département de Vaucluse vers cet établissement. Faut-il attribuer ces hésitations à la défiance habituelle du public à l'encontre d'une innovation ? Faut-il plutôt en rechercher l'explication dans la longueur du voyage, rendu plus pénible encore par de fréquents changements de trains et bien faits pour inspirer des craintes aux parents ? Quoi qu'il en soit, les quelques guérisons, d'ailleurs remarquables, qu'on a obtenues chez les quelques enfants envoyés par le département de Vaucluse au Sanatorium d'Arrigas, n'ont pas eu pour résultat de produire l'entraînement nécessaire pour donner la perspective d'un succès prochain. L'établissement d'Arrigas n'a guère donné asile, jusqu'à ce jour, qu'à des enfants du Gard, âgés de plus de trois ans, ayant, par conséquent, dépassé l'âge du sevrage pour lequel il avait été plus spécialement construit. Encore, ces enfants ont-ils été recrutés en majorité dans la population des cantons voisins.

Les arrondissements de Nimes, d'Alais, d'Uzès se sont abstenus d'une manière à peu près complète. La cure d'altitude n'est point encore entrée dans nos mœurs ; l'opinion populaire n'est pas faite sur ce point ; l'idée n'est pas mûre. Ce ne sera que lorsque les classes dirigeantes auront donné l'exemple, lorsqu'on aura pu se rendre compte des véritables résurrections auxquelles on assiste quand on transporte un enfant, qui dépérit sous notre ciel de feu, dans l'air pur et frais des montagnes, que les masses populaires abandonneront cette sorte de fatalisme qui fait préférer la mort à peu près certaine de l'enfant dans le modeste réduit qui l'a vu naître aux hasards d'un déplacement, d'un long et pénible voyage.

En attendant que les familles pauvres acceptent avec plus d'empressement le concours qui leur est offert pour le transport de leurs jeunes malades dans un milieu plus sain, il est nécessaire de faire une croisade vigoureuse en faveur des cures en montagne. Peut-être n'est-il pas indispensable d'envoyer les enfants à des altitudes aussi élevées que celles signalées tout à l'heure. Nous avons vu que le canton de Beaumes, qui se trouve entre Orange et

Carpentras, à la portée, par conséquent, d'Avignon, n'avait eu, pendant la période décennale 1891-1900, qu'une mortalité infantile de 12 0/0, alors que d'autres cantons de Vaucluse étaient frappés d'un mortalité plus élevée, pouvant atteindre de 25 à 26 0/0. Une commune de cette circonscription, Laroque-Alric, est à 250 mètres ; une autre, Suzette, est à 327 mètres. Pourquoi se refuserait-on à faire dans cette région l'installation d'un sanatorium provisoire où seraient recueillis les enfants des familles indigentes ? Pourquoi les médecins n'engageraient-ils pas leurs clients plus fortunés, mais qui se montreraient hésitants pour entreprendre un long voyage, à aller chercher dans cette région voisine et que la statistique nous signale comme favorable pour la santé de l'enfant, un refuge contre les chaleurs estivales pour les jeunes malades ?

CONCLUSIONS

1° Notre étude de démographie infantile vient à l'appui d'un fait constaté depuis longtemps d'ailleurs, l'influence pernicieuse des chaleurs de l'été sur la santé des enfants du premier âge, surtout dans nos départements méridionaux.

2° La mortalité infantile est en décroissance sensible dans le département de Vaucluse, décroissance due à une meilleure hygiène et à une alimentation mieux appropriée.

3° L'application de la loi Roussel a permis la diffusion, par l'entremise des médecins-inspecteurs, des règles qui président à un allaitement bien dirigé. Elle a eu un autre avantage, qui a contribué également à l'amoindrissement de la mortalité infantile, celui de tenir à l'écart les mauvaises nourrices. Les mères se résignent plus souvent que par le passé à remplir jusqu'au bout leur tâche en allaitant elles-mêmes leurs enfants. Lorsqu'elles en sont empêchées par une raison quelconque, elles ont souvent recours à une nourrice sur lieu, d'origine italienne le plus souvent, sur laquelle elles peuvent exercer une surveillance efficace.

4° Dans un ordre d'idées moins consolant, la diminution de la natalité peut également être considérée comme une des causes de la diminution de la mortalité proportionnelle des enfants du premier âge, accusée par la statistique. Les enfants naissent en moins grand nombre : ils sont mieux soignés.

5° Si la mortalité des enfants soumis à la loi de protection a diminué d'une manière sensible, la mortalité des nourrissons confiés à l'Assistance publique se maintient toujours dans des proportions élevées, en raison de la faiblesse congénitale que présentent un grand nombre d'entr'eux et des difficultés qu'on rencontre pour leur placement chez une bonne nourrice.

6° Favoriser par tous les moyens possibles l'allaitement maternel. Si l'on est dans l'obligation de confier l'enfant à une nourrice mercenaire, opter de préférence pour les localités où le lait est en abondance, en prévision de l'allaitement mixte généralement pratiqué après un certain nombre de mois. Quand les enfants sont éprouvés par les chaleurs estivales, les transporter à une certaine altitude, soit dans les sanatoriums, soit dans une maison privée, pour les arracher à l'influence néfaste de la canicule, tels sont les moyens pratiques qui nous paraissent susceptibles de réduire encore davantage la mortalité infantile dans notre département.

www.ingramcontent.com/pod-product-compliance
Lightning Source LLC
Chambersburg PA
CBHW050525210326
41520CB00012B/2436
9782011315595